AF280918

Angstfrei mit Quantenenergie

Selbsthilfe und Klientenbehandlung

Wolfgang Zimmer

Angstfrei mit Quantenenergie
Selbsthilfe und Klientenbehandlung

© 2010 - Wolfgang Zimmer
ISBN: 978-3-8391-6129-6

Herstellung und Verlag:
Books on Demand GmbH, Norderstedt
Alle Rechte liegen beim Autor

Hinweise

Dieses Buch ist ein kleiner Ratgeber zur Arbeit mit Selbstheilungsenergien, wobei Heilung nicht im Sinne einer medizinischen Behandlung zu verstehen ist. Es geht um die Aktivierung der Selbstheilungsfähigkeit des menschlichen Organismus. Diese Fähigkeit soll mit den dargestellten Verfahren und Techniken gefördert werden. Obwohl die dargestellten und ähnliche Verfahren gut erprobt sind, kann der Autor keine Garantie für Erfolge in der Anwendung übernehmen. Jeder Anwender von Energiearbeit muss seine Arbeit eigenverantwortlich gestalten. Wir weisen darauf hin, dass in Deutschland nur derjenige Krankheiten bzw. kranke Menschen mit dem Ziel der Therapie behandeln darf, der als Arzt, Zahnarzt, Psychotherapeut oder Heilpraktiker die entsprechende Erlaubnis besitzt. Achten sie also in ihrer Arbeit bitte auf das Einhalten der gesetzlichen Grenzen und Bestimmungen. Die Vorschläge aus diesem Buch sind in keinem Fall dazu gedacht, die sorgsame Behandlung durch einen Arzt oder Heilpraktiker zu ersetzen, auch dann nicht, wenn der Anwender selbst über eine gesetzlich geregelte Heilerlaubnis verfügt. Wir verstehen die Energieanwendung als angenehme und hilfreiche Ergänzung zu anderen Behandlungsverfahren. Wenn der Begriff Heilung hier im Buch verwendet wird, ist damit vor allem die Aktivierung der Selbstheilungskräfte gemeint. In Ermangelung eines anderen gängigen Begriffes für den Vorgang energetischer Verfahren aus dem Bereich der Geistheilung und aufgrund der leichteren Verständlichkeit, verwenden wir den Heilungsbegriff daher in diesem alltäglichen Sprachgebrauch und nicht im Sinne der Medizin.

Inhaltsverzeichnis

1. Einführung

Energetische Heilungsverfahren spielen eine immer größer werdende Rolle bei der Behandlung kranker Menschen. Das liegt vor allem daran, dass viele Betroffene als Ergänzung oder auch in Ablehnung zur Schulmedizin alternative Verfahren kennen lernen möchten. Die Zugänglichkeit von Informationen ist im Zuge der neuen Medien in den letzten zwanzig Jahren deutlich einfacher geworden, was wesentlich dazu beigetragen hat, dass viele Menschen sich nicht einfach der Experteneinschätzung eines Arztes, Heilpraktikers oder Geistheilers zu Diagnosen oder Behandlungsverfahren beugen.

Mit der Vielfalt der inzwischen auf dem alternativen Heilermarkt angepriesenen Techniken und Methoden gehen sicherlich Risiken einher. Die Qualität eines Angebotes ist für den Verbraucher häufig kaum abzuschätzen. Allzu oft wird eine neue oder neu auflebende Methoden als das einzige und alles beherrschende Verfahren hochstilisiert, was wenig konstruktiv ist. Ich habe die Aktivierung der Selbstheilungskräfte mit Hilfe von Quantenenergie bereits in dem Buch *Quantenenergie in der Praxis* beschrieben und dort auf die einfache Anwendung hingewiesen. Dabei bleibe ich auch in diesem Ratgeber.

Mir kommt es gerade mit dem vorliegenden Buch darauf an, zu zeigen, dass es nicht um Wunderheilung innerhalb weniger Minuten geht, sondern um eine interessante Methode, die alleine benutzt werden kann oder andere Behandlungen ergänzen kann.

Inzwischen gibt es viele Begriffe, die ähnlich lauten. Quantenenergie, Quantenheilung, Quantum Entrainment (QE), Matrixheilung, Matrix Energie etc. Teilweise verbergen sich hinter den vielen Begriffen Besonderheiten des Theorieverständnisses oder der Anwendung. Teilweise handelt es sich auch um Namensrechte, die verschiedene Anbieter oder Autoren zu abweichenden Bezeichnungen greifen lassen. Ich bleibe bei der Bezeichnung ***Behandlung mit Quantenenergie*** und möchte damit klarstellen, dass die Aktivierung der Selbstheilung meiner Ansicht und Erfahrung nach aus dieser ursprünglichen Energie kommt, die hinter jedem Gedanken und hinter der Materie steht. Sie hat universellen Charakter und ist in jedem Organismus vorhanden. Ich verstehe die Heilung auf diesem Wege daher auch als energetisches Verfahren, was andere nicht tun.

Leidenden Menschen kann geholfen werden. Nur darauf kommt es an. Streit über Begriffe oder Techniken interessieren mich nicht. Probieren sie meine Vorschläge aus und erleben sie selbst die Wirkung!

2. Angststörungen

Angst ist immer ein unangenehmes Gefühl. Für Betroffene ist es daher nicht von großer Bedeutung, ob dieses Gefühl von einer Panikattacke, einer Phobie oder einem anderen Auslöser geweckt wird. Dennoch ist es für die Therapie wichtig, die verschiedenen Formen der Angst zu unterscheiden.

Sicherlich haben sie aus Büchern zu Quantenheilung gelernt, dass es genügt, eine positive Zielformulierung vorzunehmen und dann die harmonisierende Energie fließen zu lassen. Das ist auch richtig so. Allerdings kommt es dann gleichzeitig darauf an, eine möglichst präzise, positive Affirmation als Zielformulierung zu finden. Diese Affirmation ergibt sich einerseits aus den Einschätzungen und Wünschen des Klienten, der uns sagen kann, welchen Zustand er tatsächlich anstrebt.

Wenn sie meinen kleinen Ratgeber *Quantenenergie in der Praxis* gelesen haben, wissen sie bereits, dass ich wenig davon halte, als Affirmation einfach *Angstfrei!* oder *Völlig frei von Angst und Unruhe!* zu formulieren. Zielformulierungen sollten immer positiv sein. Frei von Angst bewerten wir sicherlich positiv, weil es ein angenehmer Zustand ist, es ist aber keine positive Formulierung. Die Angst wird verneint. Das ist eine negative Formulierung. Es wird nur gesagt, was eben nicht sein soll. Sinnvoller ist es, wenn stattdessen oder zusätzlich benannt wird, was denn sein soll, also beispielsweise *Ruhig und gelassen aus dem Haus gehen können!*

Zu den Affirmationen kommen wir aber später noch. Hier möchte ich vor allem darauf hinweisen, dass andererseits Kenntnisse über die Eigenarten der einzelnen Angststörungen helfen, geeignete Formulierungen zu finden. Jeder Therapeut, der mit Quantenenergie Ängste behandeln möchten, auch jeder Geistheiler oder Lebensberater sollte daher einige Grundkenntnisse zu Angststörungen haben.

Ich fasse die Angststörungen in diesem Ratgeber wirklich nur ganz kurz zusammen. Sie müssen keine Angstexperten sein, um sich selbst oder ihren Klienten beim Umgang mit Angstgefühlen zu helfen. Quantenheilung ist derart einfach anzuwenden, dass die Selbstheilungskräfte des Organismus auf jeden Fall in Gang gesetzt werden.

Ich möchte ihnen mit diesem kleinen aber wirkungsvollen Ratgeber helfen, ihre Angst oder die Angst ihrer Klienten schrittweise und ohne großen Aufwand durch Gelassenheit zu ersetzen. Ergänzen sie ihre Angsttherapie durch Quantenheilung und erleben sie schnelleren, nachhaltigeren Erfolg.

2.1 Panikattacken

Panikattacken, die bei regelmäßigem Auftreten als Panikstörung bezeichnet werden, gehören zu den am wenigsten berechenbaren Angstzuständen. Die Panik kommt plötzlich und unvorhergesehen. Innerhalb von wenigen Minuten baut sich ein maximales Angstgefühl auf, das meistens mit der Vorstellung einhergeht, zu ersticken oder durch Herzstillstand zu sterben.

Typische Angstindizien wie Herzrasen, Schwitzen, Beklemmungsgefühle auf der Brust, Schwindel oder das Gefühl, neben sich selbst zu stehen, kommen hier in extremer Ausprägung vor. Auf einer Angstskala von 0 bis 10, wobei 0 völlige Angstfreiheit und 10 die größte vorstellbare Angst bezeichnet, ordnen Betroffene die Panikanfälle in der Regel bei 10 ein.

Das größte Problem bei dieser Form der Angst besteht wohl darin, dass sie absolut nicht vorhersehbar oder irgendwie kalkulierbar ist. Wann sie kommt und wo sie kommt, können die Betroffenen nicht sicher sagen. Das macht die Zeit zwischen den Anfällen, die eigentlich angstfrei sein könnte, zur zusätzlichen Angstzone. Dabei entsteht eine so genannte Erwartungsangst. So nennt man das angstvolle Warten auf den nächsten Panikanfall.

2.2 Generalisierte Angst

Diese Form der Angst verhält sich völlig anders, obwohl natürlich die einzelnen Symptome ähnlich sind. Von generalisierter Angst spricht man, wenn praktisch immer ein mehr oder weniger deutliches Angstgefühl vorhanden ist.

Dieses Angstgefühl zeigt sich vor allem in übertriebenen Sorgen um ständig neue Themen. Betroffene befürchten, das Geld würde nicht reichen, der Familie könnte etwas zustoßen, sie könnten krank werden u.v.m.

Das gesamte Alltagsleben ist von ständiger, übertriebener Sorge durchzogen. Menschen, die an generalisierten Ängsten leiden, haben nicht diese Todesangst, die bei Panikattacken vorkommt, sie leben in einer ständigen Angst, die in ihrer Intensität schwanken kann. Wirklich angstfreie Momente gibt es jedoch nicht.

2.3 Phobien

Die phobischen Ängste sind wahrscheinlich die bekanntesten. Sie sind auf ganz bestimmte Situationen, Gegenstände oder auf Lebewesen begrenzt. Es kann sich beispielsweise um Höhenangst, Spinnenangst oder Angst vor Wasser handeln. Das sind nur drei Beispiele von unzähligen

Möglichkeiten. Ein gewisser Vorteil bei Phobien besteht darin, dass sie berechenbar sind. Die Situationen, die die Angst auslösen, sind klar definierbar. In vielen Fällen kann die Angst daher umgangen werden. Bei Flugangst können die meisten Betroffenen Flugreisen vermeiden und mit dem Auto fahren.

Es gibt jedoch auch hier Ängste, die nicht wirklich vermieden werden können, weil die auslösende Situation im Alltag ständig vorkommt. Hierzu gehören vor allem die Agoraphobie und die soziale Phobie.

Agoraphobie (Platzangst)

Diese Form ist durch extreme Furcht in allen Situationen, aus denen wir uns nicht spontan entziehen können, gekennzeichnet. Überfüllte Klassenräume in den Schulen, Menschenmengen im Einkaufzentrum oder auf dem Marktplatz lösen diese Angst aus. Die betroffene Person befürchtet meist, dass etwas Ungeschicktes oder Peinliches passieren könnte, beispielsweise ein Ohnmachtsanfall. Sollte das tatsächlich eintreffen, was in der Regel aber nicht passiert, so wäre es in den genannten Situationen nicht so einfach, unbemerkt zu bleiben. Genau das forciert die Angst.

Soziale Phobie

Bei der sozialen Phobie hat ein Mensch immer dann besondere Angst, wenn er im Mittelpunkt der Aufmerksamkeit steht. Das ist dann nicht nur bei eigenen Vorträgen oder Redebeiträgen in einer Konferenz so, sondern auch im direkten Gesprächskontakt mit einzelnen fremden Menschen. Die Prüfungsangst kann zu den sozialen Phobien gezählt werden.

Bei den meisten Phobien handelt es sich um sehr konkrete Situationen, was das Formulieren von Affirmationen einfacher macht als bei den generalisierten Ängsten und bei Panikstörungen.

2.4 Körperliche Symptome der Angst

Angsterleben ist ohne körperliche Symptome nicht vorstellbar. Die folgenden Erscheinungen sind typisch.

- *Herzrasen*
- *erhöhter Blutdruck*
- *Zittern*
- *Schwitzen*
- *Erröten*
- *Kurzatmigkeit*
- *motorische Unruhe*
- *Druckgefühle*
- *Gefühl der Enge oder Beklemmung*

3. Angst und Vermeidungsverhalten

Vermeidung ist eine ganz natürliche Reaktion auf Angsterlebnisse. Wer Angst vor dem Fliegen hat, plant seine Urlaubsreise auf dem Landweg oder fährt mit einem Kreuzfahrtschiff. So umgeht diese Person die Konfrontation mit der Angst.

In vielen Fällen genügt das als „Therapie". Wobei es natürlich so ist, dass die Angst durch Vermeidung der Angst besetzten Situation nicht weggeht. Auch nach jahrelanger Vermeidung wäre die Angst sofort spürbar, wenn der Betroffene sich der Situation erneut aussetzt. Dennoch bleibe ich dabei, dass nicht alle phobischen Angstzustände therapiert werden müssen.

Anders ist es sicherlich, wenn die Angst nicht wirklich vermieden werden kann oder nur unter sehr starker Einschränkung des Lebens. Traut sich eine Person nicht mehr aus dem Haus, so muss dieser Zustand dringend behandelt werden, weil sie nicht mehr am gesellschaftlichen Leben teilnehmen kann. Arbeiten, Einkaufen, Autofahren - alltägliche Handlungen werden unmöglich.

Therapiemöglichkeiten gibt es viele. Einsatz von Quantenenergie bzw. Quantenheilung ist eine davon. Sie kann ohne Schwierigkeiten parallel oder ergänzend zu anderen Therapien eingesetzt werden.

3.1 Vermeidungsverhalten

Wie bereits angesprochen führt Vermeidungsverhalten zu einem Rückzug in die eigenen vier Wände. Mit der Zeit kommt es zur sozialen Isolation, weil kaum noch Kontakte außerhalb der eigenen Wohnung möglich sind.

Immer stärkere Vermeidung schränkt das Leben immer weiter ein. Bei Kindern und Jugendlichen kommt es zu Schulversagen und Ausbildungsabbrüchen, bei Erwachsenen zu Krankschreibungen und häufig zu Arbeitslosigkeit.

3.2 Angst vor der Angst

Vermeidung führt meist nicht wirklich zu einer Lösung. Wir haben bereits gesehen, dass es bei ganz spezifischen Phobien ausreichen kann. Für generalisierte Ängste und Panikattacken stellt die Vermeidung keine Alternative dar.

Die Angst schleicht sich schließlich auch in das Zuhause des Betroffenen ein. Im Verlauf einer Angststörung kommt es nämlich immer stärker zu der so genannten Erwartungsangst. Das bedeutet, der Betroffene fürchtet sich auch in „ruhigen Zeiten" vor der nächsten Angstsituation. Diese Angst vor der Angst oder Erwartungsangst stellt bei chronischem Verlauf das größere Problem dar.

3.3 Suchtgefahr

Menschen, die ständig Angst verspüren oder eben häufig von Angstanfällen betroffen sind, suchen Auswege. Psychotherapie oder medikamentöse Therapie mit Psychopharmaka sind zwei Möglichkeiten. Therapien dauern meistens recht lange und viele Angststörungen erweisen sich zunächst einmal als sehr hartnäckig.

Angst lösende Medikament haben häufig den Nachteil, dass sie relativ schnell in eine körperliche Abhängigkeit führen. Angstpatienten betäuben die unangenehmen Gefühle auch häufig mit Alkohol oder mit anderen Medikamenten. Ohne Behandlung verlaufen die meisten Angststörungen chronisch, und die Gefahr einer Suchtentwicklung aufgrund des Versuchs der Selbstbehandlung mit Alkohol oder Drogen steigt erheblich.

Ängste werden häufig mit Antidepressiva oder mit Benzodiazepinen (Valium) behandelt. Während Antidepressiva nicht abhängig machen, führen Benzodiazepine zur körperlichen Abhängigkeit. Hinzu kommt natürlich die psychische Abhängigkeit. Da Benzodiazepine schnell wirken, neigen Angstpatienten in Zeiten der Erwartungsangst zum vorsorglichen Einnehmen der Medikamente, oft über die Dosierungsempfehlung des Arztes hinaus.

4. Therapiemöglichkeiten

Ich möchte hier ganz kurz die Therapieverfahren vorstellen, die am häufigsten bei Angststörungen angewandt werden. Es gibt darüber hinaus sicherlich weitere interessante Methoden. Die Aufzählung erhebt keinen Anspruch auf Vollständigkeit und stellt keine Bewertung dieser oder anderer Verfahren dar. Fragen sie ihren Hausarzt nach Therapieangeboten in ihrer Region.

Psychopharmaka

Als Angstlösemittel werden meistens Benzodiazepine verschrieben. Hierzu gehören beispielsweise Valium, Diazepam, Lorazepam und Bromazepam. Sie wirken innerhalb von Minuten. Die sehr stark Angst lösende Wirkung tritt rasch ein und hält über Stunden an. Leider haben diese Medikamente ein hohes Abhängigkeitspotenzial, d.h. bei zu häufiger Einnahme entsteht eine körperliche Sucht.

Medikamente sind manchmal notwendig. Der Leidensdruck bei Panik oder anderen Ängsten ist sehr hoch und im „Notfall" helfen diese Medikamente schnell über einen Angstanfall hinweg und machen wieder handlungsfähig. Sprechen sie ihre Medikamenteneinnahme immer mit dem behandelnden Arzt ab und halten sie sich an die Dosierungs- und Einnahmeempfehlungen.

Verhaltenstherapie

Die aus dem amerikanischen stammende Verhaltenstherapie hat spezielle Programme für den Umgang mit Angstsituationen entwickelt. Betroffene lernen vor allem, über die Erwartungsangst Kontrolle zu halten und sich selbst dann in tatsächlichen Angstsituationen weiter zu helfen. Gedankenstopp-Techniken, die die Angstgedanken unterbrechen, gehören hierbei zu den einzuübenden Selbsthilfetechniken.

Bei situationsabhängigen Ängsten, also bei den Phobien, wird häufig mit einer langsamen Annäherung an den Angstauslöser gearbeitet. Schritt für Schritt arbeitet sich der Klient von Sitzung zu Sitzung an die Angstsituation heran bis er sich ihr schließlich vollkommen stellen kann.

Psychoanalyse

Die Psychoanalyse betrachtet die Entwicklung der Kinderzeit und sucht dort nach ungelösten Konflikten, die sich bis ins Erwachsenenalter auswirken. Im Gespräch mit dem Klienten bespricht der Therapeut, wie es zur Entwicklung der Angst kommen konnte, um so den alten Konflikt der Kinderzeit aufzulösen.

Gesprächspsychotherapie

Die Gesprächstherapeuten sprechen mit ihren Klienten vor allem über Gefühle. Es geht dabei immer um Empfindungen, die der Klient nicht spürt, weil er sie verdrängt hat. Hinter der Angst könnte beispielsweise ein Gefühl der Selbstunsicherheit oder einer nicht ausgelebten Wut aufgrund tiefer seelischer Verletzungen stehen.

Der Klient soll seinen eigenen Gefühlen näher kommen und auf diesem Wege näher zu sich selbst finden. So reduziert sich auch die Angst im Verlauf der Sitzungen.

Hypnose

Hypnotherapeuten leiten bei ihren Klienten eine Trance ein. Befinden sich diese dann in diesem Tiefenentspannungszustand, wird mit Suggestionen versucht, eine andere Problemsicht und ein anderes Grundgefühl einzunehmen.

Mit speziellen Techniken können Hypnotherapeuten eine Problemanalyse in direkter Kommunikation mit dem Unterbewusstsein vornehmen und dann Veränderungen einleiten.

5. Behandlung mit Quantenenergie

Nach dieser kurzen Einführung zu den verschiedenen Angstformen und Therapieangeboten, kommen wir nun aber zur Quantenheilung. Mit Hilfe der einfachen Methode der Quantenheilung können sie Ängste reduzieren und in vielen Fällen auch auflösen.

Wenn sie selbst von Ängsten betroffen sind, machen sie einfach die jeweilige Selbstbehandlungsübung. Sollten sie Therapeut, Heilpraktiker, Geistheiler oder Lebensberater sein, wenden sie die jeweilige Therapietechnik an.

Auch in diesem kleinen Ratgeber kommt es mir auf Praxis an. Ich langweile sie also nicht mit Theorie und mit Diskussionen über Quantenphysik oder Psychologie. Ich zeige ihnen Übungen zum Umgang mit ihrer Angst oder mit der Angst ihrer Klienten.

Da es bei Quantenheilung auch auf die Formulierung der Affirmationen für die gewünschten Zielzustände ankommt, biete ich ihnen einige Affirmationen an, die sie für sich oder ihre Klienten natürlich gerne anpassen können.

Wir arbeiten in fünf Therapieschritten, um einen möglichst nachhaltigen Effekt zu erzielen.

Erste Behandlung

Zunächst einmal geht es um eine Grundeinstim-
mung. Quantenheilung bewirkt häufig schnelle
und deutliche Fortschritte, es wäre aber blauäu-
gig, davon auszugehen, dass immer eine einzige
Behandlung genügt, um das Problem zu beseiti-
gen. Warum ist das so? Warum verläuft die einmal geweckte Harmonisierung nicht reibungslos?

Wir sind täglich Situationen ausgesetzt, die unse-
re Harmonie aus dem Gleichgewicht bringen. So
kommt es zu Krankheiten und psychischen Stö-
rungen. Häufig sind wir schon so lange im Un-
gleichgewicht, dass wir geradezu an diese Schief-
lage gewöhnt sind. Es braucht Zeit, um wieder
eine innere Ordnung herzustellen, die anhält. Daher halte ich es für sinnvoll, gerade bei psychischen Beschwerden, eine Abfolge von Sitzungen
zu planen, um Schritt für Schritt vorzugehen.

Natürlich bedeutet jeder einzelne Schritt der
Harmonisierung oder Synchronisation auch einen
Beitrag zur Lösung des gesamten Problems.
Manchmal löst sich nach einer oder zwei Sitzungen das gesamte Beschwerdebild. Doch nicht
immer. Außerdem gibt der wiederholte Kontakt
über einen überschaubaren Zeitraum hinweg den
meisten Menschen ein Gefühl der Sicherheit und
Geborgenheit. Die positiven Gefühle sollen sich
schließlich etablieren. Also nichts überstürzen!

Es geht mir schließlich nicht darum, mit der Quantenenergie eine Blitzheilung oder Wunderheilung anzupreisen, denn das ist sie nicht. Es ist die natürlichste Form der Heilung, doch auch die benötigt ihre Zeit.

In der ersten Sitzung mit dem Klienten wird das Beschwerdebild zunächst einmal geklärt. Die folgenden Fragen können eine Richtschnur sein:

- *In welchen Situationen kommt es zur Angst?*
- *Wie zeigt sich die Angst im Gefühl?*
- *Wie zeigt sich die Angst im Körperlichen?*
- *Wie lange hält die Angst etwa an?*
- *Kann der Klient die Stärke oder den Verlauf der Angstphase beeinflussen?*
- *Wie häufig pro Woche kommt es zu Angstgefühlen?*
- *Seit wann besteht das Problem?*
- *Wurde der Kontakt zu Freunden verändert?*
- *Gab es bereits Krankschreibungen aufgrund der Angst?*
- *Wurde die Angst bereits behandelt?*
- *Welche Behandlungen wurden oder werden durchgeführt?*
- *Was wünscht sich der Klient am meisten? Was soll sich am deutlichsten verändern?*

Natürlich sind viele weitere Fragen möglich. Entscheidend ist dabei, dass sie ein Bild von der Angst ihres Klienten bekommen, um eine gute Affirmation zu formulieren. Außerdem kommt der Klient mit seinem Angstgefühl in Kontakt. Das ist wichtig für die Harmonisierung.

Machen sie nun folgende Übung als Betroffener oder die anschließend beschriebene Behandlung, wenn sie Therapeut sind.

Übung für Betroffene

Setzen sie sich bequem hin und werden sie ruhig. Nun achten sie auf das Gefühl in der linken Hand.

- *Wie fühlt sie sich an?*
- *Spüren sie ein Kribbeln?*
- *Ist die Haut gespannt oder relaxt?*
- *Fühlt sie sich warm an oder kühl?*
- *Spüren sie vielleicht sogar einen Pulsschlag in der Hand oder den Fingern?*

Spüren sie einfach, wie sich die Hand anfühlt. Konzentrieren sie sich drei Minuten lang nur auf diese Hand!

Danach machen sie bitte das Gleiche mit ihrer rechten Hand. Konzentrieren sie sich ganz auf die rechte Hand und nur auf sie.

Spüren sie, wie sie sich anfühlt. Machen sie das ebenfalls für etwa drei Minuten.

Anschließend lenken sie die Konzentration wieder zur linken Hand, diesmal für etwa eine Minute. Und noch einmal zur rechten Hand, auch wieder für eine Minute.

Und nun probieren sie bitte, beide gleichzeitig wahrzunehmen. Achten sie auch wieder darauf, wie sich beide anfühlen. Spüren sie die Unterschiede und warten sie ab. Nehmen sie beiden Körperteile einfach wahr und fühlen sie, was sie in beiden empfinden. Warten sie bis beide sich gleich anfühlen. Warten sie, bis sich das Gefühl beider Hände aneinander angleicht.

Als Therapeut machen sie bitte für sich die gleiche Übung zur Einstimmung und dann die Behandlung, die auf der nächsten Seite beschrieben wird für den Klienten.

Affirmation

Wohlgefühl und Wärme im ganzen Körper

Behandlung des Klienten

Der Klient soll sich aufrecht hinsetzen, am besten auf einen Stuhl ohne Rückenlehne.

Lassen sie etwas ruhige Musik laufen und bitten sie den Klienten, an etwas Schönes zu denken (Seine Gedanken sollen nicht stören).

Stellen sie sich hinter ihren Klienten und legen sie die linke Hand auf die linke Schulter des Klienten. Anschließend legen sie die rechte Hand auf die rechte Schulter.

Sprechen sie in Gedanken einmal die Affirmation *„Wohlgefühl und Wärme im ganzen Körper"*.

Werden sie sich ihrer Hände bewusst und nehmen sie die Gefühlsunterschiede wahr. Warten sie ab, bis sich in beiden Händen das gleiche Gefühl einstellt.

Das dauert wahrscheinlich zehn bis zwanzig Minuten. Sagen sie ihren Klienten, was er fühlt. Die Harmonisierung hat schon begonnen. Wahrscheinlich fühlt er spontan etwas Wärme und Entspannung. Das lindert bereits die Angst etwas.

Zweite Behandlung

Mit der ersten Behandlung hat die Harmonisierung des Organismus begonnen, wobei wir uns auf die körperliche Ebene konzentriert haben. Beim zweiten Treffen lassen wir den Klienten berichten, wie es ihm inzwischen geht. Sicherlich hat sich bereits etwas getan!

Nun konzentrieren wir uns auf die Angst als seelisches Gefühl. Wählen sie eine passende Affirmation aus den Vorschlägen auf der nächsten Seite oder formulieren sie eine um, so dass sie zu ihrem Klienten besser passt.

Affirmationen können in der Du-Form (Du freust Dich …) oder in der Ich-Form (Ich freue mich …) formuliert werden. Das spielt keine Rolle. Ähnliches kennen wir von der Hypnosearbeit. In Trance nimmt die behandelte Person alle Texte als eigene Gedanken an. Ebenso kann neutral formuliert werden (Freude auf …). Entscheiden sie selbst. In der Tabelle habe ich die Affirmationen in der Du-Form aufgeschrieben.

Gerne kann dem Klienten die jeweils benutzte Affirmation auch mitgegeben werden. Er kann sie auch ohne Synchronisationsübungen zu machen in einer täglichen Kurzmeditation selbst verwenden. Das kann als Ergänzung gemacht werden, ist aber nicht zwingend erforderlich.

Angsterscheinung	Affirmation
Soziale Phobie	Du freust dich auf den Kontakt mit Menschen und auf dein nächstes Gespräch
Prüfungsangst	Du bist gelassen und rufst dein Fachwissen treffsicher ab.
Angst in Menschen-mengen	Du fühlst dich sicher, wenn andere um dich herum sind
Angst vor dem Auto-fahren	Mit Gelassenheit fährst du Auto
Höhenangst	Hoch oben fühlst du dich frei
Flugangst	Mit gutem Gefühl fliegst du in die Freiheit
Angst in der Enge (Klaustrophobie)	Nahe Wände geben dir Sicherheit
Generalisierte Angst	Gelassen beginnt und verläuft dein Tag
Panikattacken	Du fühlst dich mutig und frei
Erwartungsangst	Du fühlst dich gelassen und erwartest Freude

Selbstbehandlung für Betroffene

Setzen sie sich hin und kommen sie zur Ruhe. Atmen sie einige Male tief ein und aus.

Machen sie nun noch einmal die Synchronisationsübung aus der ersten Sitzung.

Dann stellen sie sich bitte das Angstgefühl genau vor. Gehen sie gedanklich in eine typische Angstsituation und spüren sie die Vorstellung der Angst.

Stellen sie sich vor, wie dieses Gefühl in die linke Hand fließt. Nur in die linke Hand! Stellen sie es sich für etwa drei Minuten vor.

Und jetzt sprechen sie in Gedanken ihre Affirmation in der Ich-Form einmal aus.

Werden sie sich nun beider Hände bewusst. Fühlen sie den Unterschied und warten sie bis beide Gefühle sich aneinander angleichen.

Mit Angleichung beider Hände vergeht auch die aktuelle Vorstellung der Angst. Wenn sie nun noch einmal an die Situation denken, fühlt es sich schon besser an.

Behandlung des Klienten

Der Klient soll sich aufrecht hinsetzen, am besten auf einen Stuhl ohne Rückenlehne.

Lassen sie etwas ruhige Musik laufen und bitten sie den Klienten, nun intensiv an die Angstsituation zu denken, etwa drei Minuten lang. Anschließend soll er wieder an etwas Schönes denken und abwarten.

Stellen sie sich hinter ihren Klienten und legen sie die Hände auf die Schultern des Klienten. Sprechen sie in Gedanken einmal die ausgewählte Affirmation. Werden sie sich ihrer Hände bewusst und nehmen sie die Gefühlsunterschiede wahr. Warten sie ab, bis sich in beiden Händen das gleiche Gefühl einstellt.

Wechseln sie die Position der beiden Hände und legen sie diese links und rechts an die Wirbelsäule des Klienten flach auf den oberen Rücken und wiederholen sie den Vorgang.

Sobald sich das Gefühl in beiden Händen wieder gleich anfühlt, beenden sie den Kontakt. Sie können in einem kurzen Nachgespräch klären, wie der Klient sich fühlt. Er wird wahrscheinlich eine positive Veränderung spüren.

Dritte Behandlung

Mit der dritten Behandlung nähern wir uns der Erwartungsangst. Ich möchte vorher noch einmal erwähnen, dass die Quantenheilung grundsätzlich auf Reduzierung aller Aspekte der Angst zielt und zwar in jedem Durchgang.

Dennoch empfehle ich, mit mehreren Sitzungen zu arbeiten. Angst kann sehr hartnäckig sein und wir sollten keine Wunderheilung in einem Durchgang erwarten. Meine Erfahrung zeigt, dass sorgsame Arbeit über mehrere Sitzungen viel intensiver und nachhaltiger wirkt.

Es geht also um das unangenehme Gefühl, das sich während der Zeit der Erwartung aufbaut. Für den Betroffenen ist es im Laufe der Zeit kaum noch von der eigentlichen Angst zu unterscheiden. Zumindest nimmt es die gleiche Intensität an. Im Prinzip kann wie in der zweiten Sitzung vorgegangen werden, wobei die entsprechende Affirmation zur Erwartungsangst verwendet wird. Ich stelle ihnen jedoch leichte Varianten vor, die die Arbeit abwechslungsreicher machen.

Affirmation

Du fühlst dich gelassen und erwartest Freude

Selbstbehandlung für Betroffene

Setzen sie sich hin und kommen sie zur Ruhe. Atmen sie einige Male tief ein und aus.

Machen sie nun noch einmal die Synchronisationsübung aus der ersten Sitzung.

Überlegen sie nun, wann die nächste Angst auftreten könnte. Stellen sie sich eine Situation vor, die die Angst demnächst auslösen wird oder eine, in der das Angstgefühl einfach plötzlich durchbricht.

Stellen sie sich vor, wie dieses Gefühl in den linken Zeigefinger fließt. Lassen sie es etwa eine Minute dort hinein fließen.

Nun legen sie die beiden Fingerkuppen der Zeigefinger aneinander und nehmen sie beide bewusst wahr. Halten sie die Finger so, bis das Gefühl entsteht, dass beide Fingerkuppen ineinander verschmelzen.

Sobald es sich anfühlt, als würden beide Fingerkuppen ineinander gehen, beenden sie den Kontakt. Probieren sie es aus. Das Gefühl stellt sich nach einigen Minuten ein. Sollte es nicht klappen, wiederholen sie noch einmal die Übung. Mit etwas Übung geht es ganz sicher!

Behandlung des Klienten

Der Klient wird im Stehen behandelt. Er kann dabei die Augen schließen. Das ist jedoch nicht erforderlich.

Lassen sie etwas ruhige Musik laufen und bitten sie den Klienten, nun intensiv an die Angstsituation zu denken, etwa drei Minuten lang. Anschließend soll er wieder an etwas Schönes denken und abwarten.

Stellen sie sich vor ihren Klienten und berühren sie mit der Spitze des linken Zeigefingers die Stirn des Klienten und fühlen sie sich ein. Werden sie ihrer Fingerspitze bewusst, und nehmen sie das Gefühl darin wahr.

Berühren sie mit dem rechten Zeigefinger den Muskel unterhalb des linken Schlüsselbeins ihres Klienten und drücken sie ihn leicht.

Werden sie sich des rechten Fingers bewusst und nehmen sie anschließend beide Finger gleichzeitig wahr bis sich eine Angleichung beider Gefühle einstellt.

Sobald sich das Gefühl in beiden Fingern wieder gleich anfühlt, beenden sie den Kontakt.

In einem kurzen Nachgespräch können sie den Klienten natürlich wieder fragen, wie es ihm bei der Vorstellung der nächsten Angstsituation geht. Er wird auch diesmal eine Besserung spüren. Sollte das einmal nicht der Fall sein, tritt die Wirkung etwas später ein. Sprechen sie also beim nächsten Kontakt wieder mit ihrem Klienten, wie die Zeit zwischen den Terminen verlaufen ist.

Bei dieser dritten Behandlung habe ich ihnen eine Variante dargestellt, bei der anstatt der Handflächen nur die Kuppen der Zeigefinger benutzt werden. Ich möchte ihnen verschiedene Vorgehensweisen zeigen, die natürlich nicht auf die jeweilige Sitzung begrenzt sind. Jede Variante können sie auch in jeder Sitzung anwenden. Suchen sie sich einfach das aus, was am besten zu ihnen passt oder entscheiden sie einfach jeweils nach Gefühl.

Es kann natürlich sein, dass ihr Klient nach der dritten Sitzung oder auch bereits früher schon sorgenfrei ist. Ich empfehle dennoch, immer mehr als eine Behandlung vorzunehmen. Erfolge sollten auch gesichert werden. Eine Quantenheilung kann niemals schaden oder ein Problem zurück bringen. Jede Behandlung ist ein Schritt der Harmonisierung des gesamten Organismus. Der kann natürlich auch noch einmal aus den Fugen geraten. Also sollten wir für Stabilität sorgen.

Vierte Behandlung

In der vierten Sitzung beschäftigen wir uns ganz speziell mit der körperlichen Symptomatik des Klienten. Dann nutzen wir Quantenenergie, um die betroffenen Körperregionen zu harmonisieren oder, wenn dort aktuell nur gute Gefühle zu spüren sind, diese zu festigen. Es geht also auch um Vorsorge.

Zunächst einmal kommt es darauf an, festzustellen, wo genau und in welcher Form sich die Angst des Klienten im Körperlichen zeigt. Da gibt es individuelle Varianten. Angst kann sich als Beklemmungsgefühl im Brustbereich oder als Klopfen im Hals zeigen, ebenso als Bauchschmerzen, Magenschmerzen oder in Rückenschmerzen. Zahlreiche weitere Symptome kommen vor.

Bereits in der ersten Sitzung haben wir geklärt, welche Stellen bei unserem Klienten besonders reagieren. In der vierten Sitzung besprechen wir die körperlichen Symptome noch einmal detailliert. Fragen sie ganz deutlich nach allen Beschwerden am Körper, auch nach denen, die scheinbar nichts mit der Angst zu tun haben.

Es geht um die Harmonisierung, die Synchronisation des gesamten Organismus. Alles, was in ihm vorgeht, ist miteinander verbunden.

Sie könnten auch einen verstauchten Knöchel nehmen. Es spielt keine Rolle, ob die Verstauchung in irgendeiner Form mit der Angst in Verbindung gebracht werden kann oder unabhängig davon vorzuliegen scheint. Mit Hilfe der Quantenenergie stoßen wir die Ausbalancierung des Organismus an. Wir lassen die ursprüngliche Energie des reinen Bewusstseins ungestört fließen und seine Arbeit verrichten.

Das führt auch zur Balance der Körpersymptome der Angst. Machen sie sich also keine Gedanken darüber, woher die vorgetragenen Beschwerden kommen. Es wird funktionieren!

Bei den Körpersymptomen kommt es natürlich auch auf die geeignete Formulierung der Affirmation für den Zielzustand an. Verkrampfen sie aber nicht, wenn ihnen keine optimale Formulierung einfällt, oder wenn sie einmal mit Verneinungen arbeiten müssen. Wenn sie ein klares Bild im Kopf haben, wie der Klient sich schließlich fühlen soll, wird die Wirkung auch eintreten.

Möglichst positive Formulierungen helfen vor allem dabei, selbst ein präzises Bild vom Zielzustand in den Gedanken zu haben.

Beispielaffirmationen habe ich in der Tabelle auf der nächsten Seite zusammengestellt.

Körpersymptom	Affirmation
Atemnot	Du atmest frei und ruhig ein und aus
Pulsklopfen im Hals	Dein Hals entspannt sich und ist ruhig
Beklemmung oder Druck auf der Brust	Deine Brust weitet sich und wird leicht
Magenschmerzen	Gelassenheit und Wärme umgeben deinen Magen
Magen-Darm-Probleme	Dein Bauch wird ruhig und fühlt sich sanft an
Rückenschmerzen	Dein Rücken richtet sich auf und ist warm
Schulterverspannungen	Deine Schultern weiten sich und sind weich
Kopfschmerzen	Dein Kopf fühlt sich frei und leicht an
Nackenverspannungen	Dein Nacken entspannt sich und bewegt sich locker hin und her

Viele weitere spezielle Symptome sind denkbar. Richten sie sich bei ihren Affirmationen so präzise wie möglich nach ihrem Klienten.

Natürlich kann es sein, dass ihr Klient mehrerer Körpersymptome hat und nicht nur eine typische Stelle. Wir arbeiten daher in mehreren Schritten.

Wir beginnen mit der Körperstelle, die am häufigsten oder am stärksten auf die Angst reagiert. Anschließend wiederholen wir das Handauflegen oder Fingerauflegen für die anderen Bereiche.

Wer sich mit Quantenheilung befasst, wird nun wiederum bemerken, dass das nicht unbedingt erforderlich ist. Sobald sich die Harmonisierung in Bewegung setzt, wird alles ausgeglichen. Ich bleibe aber dabei, dass Quantenheilung nicht als Wunderheilung in einem Durchgang zu sehen ist oder gar nur wenige Minuten benötigt. Das wird sicherlich häufig propagiert. Ich möchte auch keine Erfolge, die so entstanden sind, schlecht machen.

Ich berichte hier von meiner Erfahrung. Und als Heilpraktiker für Psychotherapie weiß ich, wovon ich rede, wenn ich schrittweise Therapie bevorzuge. Nachdem alle Körpersymptome behandelt wurden, machen wir einen letzten Durchgang mit folgender Affirmation.

Affirmation

Du spürst die Entspannung und fühlst dich körperlich vollkommen wohl

Selbstbehandlung für Betroffene

Setzen sie sich hin und kommen sie zur Ruhe. Atmen sie einige Male tief ein und aus. Machen sie ihre Synchronisationsübung.

Dann stellen sie sich bitte ein typisches körperliches Unwohlsein vor. Gehen sie gedanklich in eine typische Angstsituation und spüren sie die Vorstellung der Angst mit diesem Körpergefühl.

Stellen sie sich vor, wie dieses Körpergefühl in die linke Hand fließt. Nur in die linke Hand! Stellen sie es sich für etwa drei Minuten vor.

Und jetzt sprechen sie in Gedanken ihre Affirmation in der Ich-Form einmal aus.

Werden sie sich nun beider Hände bewusst. Fühlen sie den Unterschied und warten sie bis beide Gefühle sich aneinander angleichen.

Wiederholen sie die Übung für jedes einzelne Körpersymptom und machen sie schließlich noch einen Durchgang mit der Affirmation von Seite 40. Lassen sie die Quantenenergie einige Tage einwirken und wiederholen sie dann die Übung.

Behandlung des Klienten

Der Klient soll sich aufrecht hinsetzen, am besten auf einen Stuhl ohne Rückenlehne.

Lassen sie etwas ruhige Musik laufen und bitten sie den Klienten, nun intensiv an ein bestimmtes Körpergefühl, das besprochen wurde, zu denken, etwa drei Minuten lang. Anschließend soll er wieder an etwas Schönes denken und abwarten.

Stellen sie sich hinter ihren Klienten und legen sie die Hände auf die Schultern des Klienten. Sprechen sie in Gedanken einmal die ausgewählte Affirmation.

Werden sie sich ihrer Hände bewusst und nehmen sie die Gefühlsunterschiede wahr. Warten sie ab, bis sich in beiden Händen das gleiche Gefühl einstellt.

Wiederholen sie den Vorgang für jedes Körpersymptom und wechseln sie dabei jeweils die Lage der Hände. Die ausgewählten Stellen spielen keine Rolle. Sie können natürlich auch die von den Symptomen betroffenen Körperstellen auswählen.

Sobald sich das Gefühl in beiden Händen jeweils gleich anfühlt, beenden sie die einzelne Sequenz und wechseln zum nächsten Symptom. Auch hier schließen sie die Sitzung mit der Affirmation *Du spürst die Entspannung und fühlst dich körperlich vollkommen wohl* ab.

Eine solche Sitzung kann etwas dauern. Nehmen sie sich diese Zeit, denn es lohnt sich. Für die meisten Geistheiler, Heilpraktiker oder Therapeuten ist es ohnehin selbstverständlich eine oder sogar eine anderthalbe Stunde mit einem Klienten zu arbeiten.

Achten sie immer auf Ruhe und Gelassenheit auch bei ihnen. Es kommt ja gerade darauf an, dass sie selbst in einen Zustand kommen, in dem die reine Bewusstheit fließen kann. Das geht nur in einer positiven Grundstimmung, die ohne Hektik und ohne Druck gestaltet wird.

Denken sie außerdem immer daran, dass die Wirkung der Quantenenergie nicht sofort eintreten muss. Klienten benötigen oft einige Stunden oder Tage, um die eingetretene Wirkung auch bewusst zu spüren.

Vereinbaren sie daher immer mindestens einen Folgetermin, der einige Tage oder eine Woche später liegen sollte.

Fünfte Behandlung

In der fünften Sitzung geht es um eine Stabilisierung der neuen emotionalen Befindlichkeiten. Natürlich kann alles sehr viel schneller gehen und sich ein Klient wirklich nach einer Sitzung rundherum wohl fühlen. Bei psychischen Problemen wie Angststörungen liegen oft tiefe innere Konflikte hinter der entstandenen Dysbalance, die zur Angst geführt hat. Entsprechend benötigt ein Klient auch Zeit, um einen neuen Zustand zu etablieren.

Ich betrachte die fünfte Sitzung unter zwei Gesichtspunkten. Einerseits geht es um die angesprochenen Stabilisierung und Festigung des neuen Zustandes. Andererseits halte ich es für wichtig, mit dem Klienten gemeinsam eine Rückschau zu halten. Die Veränderungen zu betrachten und zu bewerten. Dabei kommt es natürlich vor allem auf die subjektive Bewertung durch den Klienten an.

Die Wirkung der Quantenenergie verblüfft die meisten Menschen und erscheint gleichzeitig unglaublich und überzeugend. Die Rückbetrachtung und das damit verbundene Erfolgsgefühl tragen wesentlich zur Festigung des Erfolges bei.

Behandlung von Symptomen spielt in der fünften Sitzung nur dann eine Rolle, wenn die gewünschte Wirkung noch nicht eingetreten ist. Empfindet der Klient immer noch soviel Angst, dass er damit nicht leben kann, so sollte zunächst einmal weiter behandelt werden. Das Angstgefühl sollte dann mit dieser Sitzung zunächst wie in der zweiten Sitzung weiter behandelt werden. Der Abschlusstermin, der hier als fünfte Sitzung beschrieben wird, sollte erfolgen, wenn der Klient die Angst als subjektiv nicht mehr vorhanden oder zumindest leicht kontrollierbar einschätzt.

Wir können hier also mit einer allgemeinen Affirmation arbeiten, die wahrscheinlich für die meisten Klienten passt. Selbstverständlich können sie auch eine individuelle Affirmation formulieren.

Affirmation

Du bist gelassen und frei und offen für all das, was dir begegnet

Gelassenheit und Freiheit sind unvereinbar mit Angst. Offenheit für alles, was dem Klienten begegnet, ist das Gegenstück zur vorherigen Erwartungsangst. Bei Phobien kann eine Affirmation gewählt werden, die noch einmal auf die phobische Situation fokussiert. Meine Erfahrung mit den unterschiedlichen Angststörungen zeigt, dass die oben stehende Affirmation für die Festigung der Grundstimmung nahezu immer passt.

Selbstbehandlung für Betroffene

Setzen sie sich hin und kommen sie zur Ruhe. Atmen sie einige Male tief ein und aus. Machen sie ihre Synchronisationsübung.

Dann versuchen sie, soviel wie möglich von ihrem gesamten Körper zu spüren. Gehen sie über die Hände hinaus. Fühlen sie ihren gesamten Körper. Lassen sie sich einige Minuten Zeit.

Und jetzt sprechen sie in Gedanken ihre Affirmation in der Ich-Form einmal aus.

Atmen sie tief ein und stellen sie sich vor, dass sie mit der Atemluft Gelassenheit aufnehmen. Lassen sie in ihrer Vorstellung diese Gelassenheit durch ihren gesamten Körper fließen.

Wiederholen sie diesen Vorgang (Einatmen - Fließen lassen) mit dem Gefühl der Freiheit und noch einmal mit der Offenheit.

Diese Übung können sie selbstverständlich in den nächsten Tagen noch mehrmals wiederholen, wenn sie möchten.

Behandlung des Klienten

Der Klient soll sich aufrecht hinsetzen, am besten auf einen Stuhl ohne Rückenlehne. Lassen sie etwas ruhige Musik laufen und bitten sie den Klienten, nun einfach an etwas Schönes zu denken.

Stellen sie sich hinter ihren Klienten und legen sie beide Hände nebeneinander auf den Kopf des Klienten. Sprechen sie in Gedanken einmal die ausgewählte Affirmation.

Atmen sie tief ein und lassen sie den Gedanken der Gelassenheit in ihre linke Hand fließen. Stellen sie sich vor, wie das Gefühl der Gelassenheit von ihrer linken Hand in die linke Körperseite des Klienten fließt, bis zu den Füßen hinunter und über die rechte Seite wieder nach oben zum Kopf. Halten sie diese Vorstellung, bis sie das Gefühl haben, die Gelassenheit kommt bei ihrer rechten Hand wieder an.

Wiederholen sie diesen Vorgang für die Gefühle der Freiheit und der Offenheit.

Klienten spüren bei dieser Behandlung meistens ein intensives Wärmeempfinden, das vom Kopf aus durch den gesamten Körper fließt.

Fragen sie nach dieser Behandlung, was der Klient fühlen konnte. Berichtet er Wärme, so fragen sie genauer, wie weit sie seiner Meinung nach geflossen ist. Ihr Klient spürt das nicht unbedingt bis zu den Füßen hinab. Das bedeutet nicht, dass es nicht funktioniert hätte, sondern gibt ihnen Aufschluss darüber, wie offen und sensibel die Person inzwischen selbst geworden ist.

Ich empfehle ihnen, mit all ihren Klienten einen zumindest telefonischen Nachbesprechungstermin zu vereinbaren. Lassen sie sich nach einigen Wochen eine Rückmeldung darüber geben, wie es ihrem Klienten geht und wie zufrieden er mit seiner neuen Situation ist.

Die Behandlung mit Quantenenergie zeigt in den allermeisten Fällen eine nachhaltige Wirkung im Sinne der Therapie. Harmonie kann jedoch gestört werden. Das bedarf wohl keiner Erläuterung. Natürlich entwickelt sich daraus nicht so einfach eine Angststörung. Hatte der Klient jedoch eine schwer wiegende Angstproblematik, so sollten wir uns nicht scheuen, nach einigen Wochen noch einmal eine Nachbehandlung vorzunehmen, um den Erfolg weiter zu festigen.

6. Schlussbemerkungen

Quantenenergie in der Geistheilung und Therapie ist nicht neu. Seit vielen hundert Jahren wird mit dem Auflegen von Händen auf den Körper kranker Menschen gearbeitet und geholfen. Sicherlich sind die Erklärungen für die Vorgänge, die letztlich die Heilung anstoßen oder bewirken, unterschiedlich. Auch die einzelnen Techniken werden von verschiedenen Praktikern individuell beschrieben und angewandt.

Ich möchte ausdrücklich dafür plädieren, dass weder das theoretische oder weltanschauliche Grundverständnis davon, was eigentlich diese Heilung bzw. Aktivierung der Selbstheilungsfähigkeiten des Organismus auslöst oder verursacht, entscheidend ist, noch die gewählte Technik. Das Bewusstwerden von Empfindungen, wie sie es in den Synchronisationstechniken kennen gelernt haben, genügt wirklich. Das klingt oft zu einfach. Es geht aber genau so.

In vielen Fällen stören das Suchen des Erfolges und das verbissene Anstreben von Veränderungen einen therapeutischen Prozess am meisten. Es gibt zahlreiche psychotherapeutische Konzepte zur Angstbehandlung und alle sind auf ihrem Wege wirksam. Gesprächstherapeuten legen beispielsweise großen Wert auf eine nicht-direktive

Gesprächsführung, also kein Ziel seitens des Therapeuten zu verfolgen. Ihre Behandlungserfolge sprechen eine eindeutige Sprache. Wahrscheinlich ist es gerade dieses Loslassen, das ihre Erfolge produziert.

Bereits in meinem kleinen Ratgeber *Quantenenergie in der Praxis*, in dem ich die Grundübungen der Harmonisierung und die Techniken der Anwendung der Quantenenergie für Klienten erläutere, habe ich betont, dass die Techniken und Arbeitsweisen der Quantenenergie nicht als besser oder umfassender im Vergleich zu anderen Verfahren verstanden werden sollten. Dieser ewige Methodenstreit um das beste oder gar einzige Verfahren hinter allen Behandlungen führt zu überhaupt nichts.

Versuchen sie daher bitte nicht, ihre bisherigen Verfahren der Behandlung zu ersetzen. Erschaffen sie lieber ihr individuelles Behandlungskonzept, in dem die Quantenenergie ein Element darstellt. Machen sie ihre Gesprächstherapie und hängen sie einige Minuten Quantenenergie dran. Oder harmonisieren sie ihre Klienten nach Familienaufstellungen, nach Trancesequenzen oder nach der körperlichen Behandlung, wenn sie in diesem Bereich tätig sind. Sie werden sehen, wie einfach sich die Techniken, die ich ihnen erklärt habe, in ihre Behandlungen integrieren lassen. Ich wünsche ihnen damit jedenfalls viel Spaß und zufriedene Klienten.

Der Autor

Wolfgang Zimmer ist Heilpraktiker für Psychotherapie und arbeitet in seiner Praxis in Süddeutschland. Neben anderen alternativen Behandlungsverfahren wie Lichtbahnentherapie und Edelsteintherapie gehört die Therapie mit Quantenenergie seit Jahren zu seiner täglichen Arbeit mit psychisch und psychosomatisch kranken Menschen.